中医传世

U0297246

濒湖脉学
奇经八脉考

明·李时珍◎著

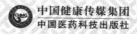

中国健康传媒集团
中国医药科技出版社

图书在版编目（CIP）数据

濒湖脉学　奇经八脉考/（明）李时珍著．一北京：中国医药科技出版社，2016.5

（中医传世经典诵读本）

ISBN 978 - 7 - 5067 - 8340 - 8

Ⅰ.①濒… Ⅱ.①李… Ⅲ.①脉学 - 中国 - 明代

Ⅳ.①R241.1

中国版本图书馆 CIP 数据核字（2016）第 058815 号

美术编辑　陈君杞
版式设计　锋尚设计

出版　**中国健康传媒集团** | **中国医药科技出版社**

地址　北京市海淀区文慧园北路甲 22 号

邮编　100082

电话　发行：010 - 62227427　邮购：010 - 62236938

网址　www.cmstp.com

规格　880 × 1230mm $^1/_{64}$

印张　$1^5/_8$

字数　43 千字

版次　2016 年 5 月第 1 版

印次　2023 年 11 月第 7 次印刷

印刷　三河市百盛印装有限公司

经销　全国各地新华书店

书号　ISBN 978 - 7 - 5067 - 8340 - 8

定价　**10.00 元**

获取新书信息、投稿、为图书纠错，请扫码联系我们。

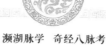

总目录

濒湖脉学

明·李时珍◎著

内容提要

　　《濒湖脉学》为明·李时珍所著。全书不分卷，后附宋·崔嘉彦所著《四言举要》及诸家考证《脉诀》之言。全书共记述了27种脉象，是在《脉经》24脉基础上增加了"长""短""牢"3种脉象。以体状诗、相类诗、主病诗的歌诀形式为表现方式，便于诵习，是学习脉学的必读之书。

序

　　李时珍曰：宋有俗子，杜撰《脉诀》，鄙陋纰缪，医学习诵以为权舆，迨臻颁白，脉理竟昧。戴同父常刊其误。先考月池翁著《四诊发明》八卷，皆精诣奥室。浅学未能窥造，珍因撮粹撷华，僭撰此书，以便习读，为脉指南。世之医、病两家，咸以脉为首务，不知脉乃四诊之末，谓之巧者尔。上士欲会其全，非备四诊不可。

　　　　明嘉靖甲子上元日谨书于濒湖薖所

目　录

濒湖脉学

浮阳

浮脉：举之有余，按之不足。《脉经》。如微风吹鸟背上毛，厌厌聂聂，轻泛貌。如循榆荚。《素问》。如水漂木。崔氏。如捻葱叶。黎氏。

浮脉法天。有轻清在上之象。在卦为乾，在时为秋，在人为肺。又谓之毛。太过则中坚旁虚，如循鸡羽，病在外也。不及则气来毛微，病在中也。《脉诀》言：寻之如太过，乃浮兼洪紧之象，非浮脉也。

体状诗

浮脉惟从肉上行，如循榆荚似毛轻。三秋得令知无恙，久病逢之却可惊。

相类诗

浮如木在水中浮，浮大中空乃是芤。拍拍而浮是洪脉，来时虽盛去悠悠。浮脉轻平似捻葱，虚来迟大豁然空。浮而柔细方为濡，散似杨花无定踪。

浮而有力为洪，浮而迟大为虚，虚甚为散，浮而无力为芤，浮而柔细为濡。

主病诗

浮脉为阳表病居，迟风数热紧寒拘。浮而有力多风热，无力而浮是血虚。寸浮头痛眩生风，或有风痰聚在胸。关上土衰兼木旺，尺中溲便不流通。

浮脉主表，有力表实，无力表虚。浮迟中风，浮数风热，浮紧风寒，浮缓风湿，浮虚伤暑，浮芤失血，浮洪虚热，浮散劳极。

沉 阴

沉脉：重手按至筋骨乃得。《脉经》。如绵裹砂，内刚外柔。杨氏。如石投水，必极其底。

沉脉法也，有渊泉在下之象。在卦为坎，在时为冬，在人为肾。又谓之石，亦曰营。太过则如弹石，按之益坚，病在外也。不及则气来虚微，去如数者，病在中也。《脉诀》言缓度三关，状如烂绵者非也。沉有缓数及各部之沉，烂绵乃弱脉，非沉也。

体状诗

水行润下脉来沉，筋骨之间软滑匀。女子寸兮男子尺，四时如此号为平。

相类诗

沉帮筋骨自调匀，伏则推筋着骨寻。沉细如绵真弱脉，弦长实大是牢形。

沉行筋间，伏行骨上，牢大有力，弱细无力。

主病诗

沉潜水蓄阴经病，数热迟寒滑有痰。无力而沉虚与气，沉而有力积并寒。寸沉痰郁水停胸，关主中寒痛不通。尺部浊遗并泄痢，肾虚腰及下元痌。

沉脉主里，有力里实，无力里虚。沉则为气，又主水蓄。沉迟痼冷，沉数内热，沉滑痰食，沉涩气郁，沉弱寒热，沉缓寒湿，沉紧冷痛，沉牢冷积。

迟阴

迟脉：一息三至，去来极慢。《脉经》。

迟为阳不胜阴，故脉来不及。《脉诀》言重手乃得，是有沉无浮。一息三至，甚为易见。而曰隐隐，曰状且难，是涩脉矣，其谬可知。

体状诗

迟来一息至惟三，阳不胜阴气血寒。但把浮沉分表里，消阴须益火之源。

相类诗

脉来三至号为迟，小快于迟作缓持。迟细而难知是涩，浮而迟大以虚推。

三至为迟，有力为缓，无力为涩。有止为结，迟甚为败，浮大而软为虚。黎氏曰：迟小而实，缓大而慢，迟为阴盛阳衰，缓为卫盛营弱，宜别之。

主病诗

迟司脏病或多痰，沉痼癥瘕仔细看。有力而迟为冷痛，迟而无力定虚寒。寸迟必是上焦寒，关主中寒痛不堪。尺是肾虚腰脚重，溲便不禁疝牵丸。

迟脉主脏，有力冷痛，无力虚寒。浮迟表寒，沉迟里寒。

数阳

数脉：一息六至。《脉经》。脉流薄疾。《素问》。

数为阴不胜阳，故脉来太过。浮沉迟数，脉之纲领。《素问》《脉经》皆为正脉。《脉诀》立七表八里，而遗数脉，止歌于心脏，其妄甚矣。

体状诗

数脉息间常六至，阴微阳盛必狂烦。浮沉表里分虚实，惟有儿童作吉看。

相类诗

数比平人多一至，紧来如数似弹绳。数而时止名为促，数见关中动脉形。

数而弦急为紧，流利为滑。数而有止为促，数甚为疾，数见关中为动。

主病诗

数脉为阳热可知，只将君相火来医。实宜凉泻虚温补，肺病秋深却畏之。寸数咽喉口舌疮，吐红咳嗽肺生疡。当关胃火并肝火，尺属滋阴降火汤。

数脉主腑，有力实火，无力虚火。浮数表热，沉数里热。气口数实肺痈，数虚肺痿。

滑 阳中阴

滑脉：往来前却，流利展转，替替然如珠之应指。

《脉经》。辘辘如欲脱。

滑为阴气有余，故脉来流利如水。脉者，血之府也。血盛则脉滑，故肾脉宜之。气盛则脉涩，故肺脉宜之。《脉诀》云：按之即伏，三关如珠，不进不退。是不分浮滑、沉滑、尺寸之滑也，今正之。

体状相类诗

滑脉如珠替替然，往来流利却还前。莫将滑数为同类，数脉惟看至数间。

滑则如珠，数则六至。

主病诗

滑脉为阳元气衰，痰生百病食生灾。上为吐逆下蓄血，女脉调时定有胎。寸滑膈痰生呕吐，吞酸舌强或咳嗽。当关宿食肝脾热，渴痢癫淋看尺部。

滑主痰饮，浮滑风痰，沉滑食痰，滑数痰火，滑短宿食。《脉诀》言关滑胃寒，尺滑脐似冰。与《脉经》言关滑胃热，尺滑血蓄，妇人经病之旨相反。其谬如此。

涩 阴

涩脉：细而迟，往来难，短且散，或一止复来。

《脉经》。参伍不调。《素问》。如轻刀刮竹。《脉诀》。如雨沾沙。通真子。如病蚕食叶。

涩为阳气有余，气盛则血少，故脉来蹇滞，而肺宜之。《脉诀》言：指下寻之似有，举之全无。与《脉经》所云，绝不相干。

体状诗

细迟短涩往来难，散止依稀应指间。如雨沾沙容易散，病蚕食叶慢而艰。

相类诗

参伍不调名曰涩，轻刀刮竹短而难。微似秒芒微软甚，浮沉不别有无间。

细迟短散，时一止曰涩。极细而软，重按若绝曰微。浮而柔细曰濡。沉而柔细曰弱。

主病诗

涩缘血少或伤精，反胃亡阳汗雨淋。寒湿入营为血痹，女人非孕即无经。寸涩心虚痛对胸，胃虚胁胀察关中。尺为精血俱伤候，肠结溲淋或下红。

涩主血少精伤之病。女子有孕为胎病，无孕为败血。杜光庭云：涩脉独见尺中，形散同代，为死脉。

虚 阴

虚脉：迟大而软，按之无力，隐指豁豁然空。《脉经》。

崔紫虚云：形大力薄，其虚可知。《脉诀》言：寻之不足，举之有余。只言浮脉，不见虚状。杨仁斋言：状似柳絮，散漫而迟。滑氏言：散大而软。皆是散脉，非虚也。

体状相类诗

举之迟大按之松，脉状无涯类谷空。莫把芤虚为一例，芤来浮大似慈葱。

虚脉浮大而迟，按之无力。芤脉浮大，按之中空。芤为脱血，虚为血虚。浮散二脉见浮脉。

主病诗

脉虚身热为伤暑，自汗怔忡惊悸多。发热阴虚须早治，养营益气莫蹉跎。血不荣心寸口虚，关中腹胀食难舒。骨蒸痿痹伤精血，却在神门两部居。

经曰：血虚脉虚。曰：气来虚微为不及，病在内。曰：久病脉虚者死。

实阳

实脉：浮沉皆得，脉大而长，微弦。应指愊愊然。

《脉经》愊愊，坚实貌。《脉诀》言：如绳应指来。乃紧脉，非实脉也。

体状诗

浮沉皆得大而长，应指无虚愊愊强。热蕴三焦成壮火，通肠发汗始安康。

相类诗

实脉浮沉有力强，紧如弹索转无常，须知牢脉帮筋骨，实大微弦更带长。

浮沉有力为实，弦急弹指为紧，沉而实大、微弦而长为牢。

主病诗

实脉为阳火郁成，发狂谵语吐频频。或为阳毒或伤食，大便不通或气疼。寸实应知面热风，咽疼舌强气填胸。当关脾热中宫满，尺实腰肠痛不通。

经曰：血实脉实。曰：脉实者，水谷为病。曰：气来实强，是谓太过。《脉诀》言尺实小便不禁，与《脉经》尺实小腹痛、小便难之说何反?洁古不知其谬，诀为虚寒，药用姜附，愈误矣。

长阳

长脉：不大不小，迢迢自若。朱氏。如揭长竿末梢，为平。如引绳，如循长竿，为病。《素问》。

长有三部之长、一部之长，在时为春，在人为肝。心脉长，神强气壮。肾脉长，蒂固根深。经曰：长则气治。皆言平脉也。

体状相类诗

过于本位脉名长，弦则非然但满张。弦脉与长争较远，良工尺度自能量。

实、牢、弦、紧，皆兼长脉。

主病诗

长脉迢迢大小匀，反常为病似牵绳。若非阳毒癫痫病，即是阳明热势深。

长主有余之病。

短阴

短脉：不及本位。《脉诀》。应指而回，不能满部。《脉经》。

戴同父云：短脉只见尺寸，若关中见短，上不通寸，下不通尺，是阴阳绝脉，必死矣。故关不诊短。黎居士云：长短未有定体，诸脉举按之。过于本位者为长，不及本位者为短。长脉属肝，宜于春；短脉属肺，宜于秋。但诊肝肺，长短自见。短脉两头无，中间有，不及本位，乃气不足以前导其血也。

体状相类诗

两头缩缩名为短，涩短迟迟细且难。短涩而浮秋喜见，三春为贼有邪干。

涩、微、动、结，皆兼短脉。

主病诗

短脉惟于尺寸寻，短而滑数酒伤神。浮为血涩沉为痞，寸主头疼尺腹疼。

经曰：短则气病。短主不及之病。

洪阳

洪脉：指下极大。《脉经》。来盛去衰。《素问》。来大去长。通真子。

洪脉在卦为离，在时为夏，在人为心。《素问》谓之大，亦曰钩。滑氏曰：来盛去衰，如钩之曲，上而复下。应血脉来去之象，象万物敷布下垂之状。詹炎举言：如环珠者非。《脉诀》云：季夏宜之，秋季、冬季，发汗通阳，俱非洪脉所宜。盖谬也。

体状诗

脉来洪盛去还衰，满指滔滔应夏时。若在春秋冬月分，升阳散火莫狐疑。

相类诗

洪脉来时拍拍然，去衰来盛似波澜。欲知实脉参差处，举按弦长愊愊坚。

洪而有力为实，实而无力为洪。

主病诗

脉洪阳盛血应虚，相火炎炎热病居。胀满胃翻须早治，阴虚泄痢可踌躇。寸洪心火上焦炎，肺脉洪时金不堪。肝火胃虚关内察，肾虚阴火尺中看。

洪主阳盛阴虚之病，泄痢失血久嗽者忌之。经曰：形瘦脉大，多气者死。曰：脉大则病进。

濒 湖 脉 学

微^阴

微脉：极细而软，按之如欲绝，若有若无。《脉经》。细而稍长。戴氏。

《素问》谓之小。又曰：气血微则脉微。

体状相类诗

微脉轻微瀎瀎乎，按之欲绝有如无。微为阳弱细阴弱，细比于微略较粗。

轻诊即见，重按如欲绝者，微也。往来如线而常有者，细也。仲景曰：脉瀎瀎如羹上肥者，阳气微。萦萦如蚕丝细者，阴气衰。长病得之死，卒病得之生。

主病诗

气血微兮脉亦微，恶寒发热汗淋漓。男为劳极诸虚候，女作崩中带下医。寸微气促或心惊，关脉微时胀满形。尺部见之精血弱，恶寒消瘅痛呻吟。

微主久虚血弱之病，阳微恶寒，阴微发热。《脉诀》云：崩中日久肝阴竭，漏下多时骨髓枯。

紧^阳

紧脉：来往有力，左右弹人手。《素问》。如转索

- 019 -

无常。仲景。数如切绳。《脉经》。如纫箄线。丹溪。

紧乃热为寒束之脉，故急数如此，要有神气。《素问》谓之急。脉诀言：寥寥入尺来。崔氏言：如线，皆非紧状。或以浮紧为弦，沉紧为牢。亦近似耳。

体状诗

举如转索切如绳，脉象因之得紧名。总是寒邪来作寇，内为腹痛外身疼。

相类诗

见弦实。

主病诗

紧为诸痛主于寒，喘咳风痫吐冷痰。浮紧表寒须发越，紧沉温散自然安。寸紧人迎气口分，当关心腹痛沉沉。尺中有紧为阴冷，定是奔豚与疝疼。

诸紧为寒为痛。人迎紧盛，伤于寒。气口紧盛，伤于食。尺紧，痛居其腹。沉乃疾在其腹。中恶浮紧，咳嗽沉紧，皆主死。

缓 阴

缓脉：去来小快于迟。《脉经》。一息四至。戴

氏。如丝在经，不卷其轴，应指和缓，往来甚匀。张太
素。如初春杨柳舞风之象。杨玄操。如微风轻飐柳梢。
滑伯仁。

　　缓脉在卦为坤，在时为四季，在人为脾。阳寸、阴
尺，上下同等。浮大而软，无有偏胜者，平脉也。若非
其时，即为有病。缓而和匀，不浮不沉，不疾不徐，不
微不弱者，即为胃气。故杜光庭云：欲知死期何以取，
古贤推定五般土。阳土须知不遇阴，阴土遇阴当细数。
详《玉函经》。

体状诗

　　缓脉阿阿四至通，柳梢袅袅飐轻风。欲从脉里求神
气，只在从容和缓中。

相类诗

　　见迟脉。

主病诗

　　缓脉营衰卫有余，或风或湿或脾虚。上为项强下痿
痹，分别浮沉大小区。寸缓风邪项背拘，关为风眩胃家
虚。神门濡泄或风秘，或是蹒跚足力迂。

　　浮缓为风，沉缓为湿，缓大风虚，缓细湿痹，缓涩

脾薄，缓弱气虚。《脉诀》言：缓主脾热口臭、反胃齿痛、梦鬼诸病。出自杜撰，与缓无关。

芤阳中阴

芤脉：浮大而软，按之中央空，两边实。《脉经》。中空外实，状如慈葱。

芤，慈葱也。《素问》无芤名。刘三点云：芤脉何似？绝类慈葱，指下成窟，有边无中。戴同父云：营行脉中，脉以血为形。芤脉中空，脱血之象也。《脉经》云：三部脉芤，长病得之生，卒病得之死。《脉诀》言：两头有，中间无，是脉断截矣。又言：主淋沥，气入小肠，与失血之候相反。误世不小。

体状诗

芤形浮大软如葱，边实须知内已空。火犯阳经血上溢，热侵阴络下流红。

相类诗

中空旁实乃为芤，浮大而迟虚脉呼。芤更带弦名曰革，芤为失血革血虚。

主病诗

寸芤积血在于胸，关里逢芤肠胃痈。尺部见之多下血，赤淋红痢漏崩中。

弦 阳中阴

弦脉：端直以长。《素问》。如张弓弦。《脉经》。按之不移，绰绰如按琴瑟弦。巢氏。状若筝弦。《脉诀》。从中直过，挺然指下。《刊误》。

弦脉在卦为震，在时为春，在人为肝。轻虚以滑者平，实滑如循长竿者病，劲急如新张弓弦者死。池氏曰：弦紧而数劲为太过，弦紧而细为不及。戴同父曰：弦而软，其病轻；弦而硬，其病重。《脉诀》言：时时带数。又言：脉紧状绳牵。皆非弦象，今削之。

体状诗

弦脉迢迢端直长，肝经木旺土应伤。怒气满胸常欲叫，翳蒙瞳子泪淋浪。

相类诗

弦来端直似丝弦，紧则如绳左右弹。紧言其力弦言象，牢脉弦长沉伏间。

又见长脉。

主病诗

弦应东方肝胆经，饮痰寒热疟缠身。浮沉迟数须分别，大小单双有重轻。寸弦头痛膈多痰，寒热癥瘕察左关。关右胃寒心腹痛，尺中阴疝脚拘挛。

弦为木盛之病。浮弦支饮外溢，沉弦悬饮内痛，疟脉自弦。弦数多热，弦迟多寒。弦大主虚，弦细拘急。阳弦头痛，阴弦腹痛。单弦饮癖，双弦寒痼。若不食者，木来克土，必难治。

革 阴

革脉：弦而芤。仲景。如按鼓皮。丹溪。

仲景曰：弦则为寒，芤则为虚。虚寒相搏，此名曰革。男子亡血失精，妇人半产漏下。《脉经》曰：三部脉革，长病得之死，卒病得之生。时珍曰：此即芤弦二脉相合，故均主失血之候。诸家脉书皆以为牢脉，故或有革无牢，有牢无革，混淆不辨。不知革浮牢沉，革虚牢实，形证皆异也。又按《甲乙经》曰：浑浑革革，至如涌泉。病进而危，弊弊绰绰，其去如弦绝者死。谓脉来浑浊革变，急如涌泉，出而不反也。王贶以为溢脉，与此不同。

体状主病诗

革脉形如按鼓皮，芤弦相合脉寒虚。女人半产并崩漏，男子营虚或梦遗。

相类诗

见芤、牢。

牢 阴中阳

牢脉：似沉似伏，实大而长，微弦。《脉经》。

扁鹊曰：牢而长者，肝也。仲景曰：寒则牢坚，有牢固之象。沈氏曰：似沉似伏，牢之位也。实大弦长，牢之体也。《脉诀》不言形状，但云寻之则无，按之则有。云：脉入皮肤辨息难。又以牢为死脉，皆孟浪谬误。

体状相类诗

弦长实大脉牢坚，牢位常居沉伏间。革脉芤弦自浮起，革虚牢实要详看。

主病诗

寒则牢坚里有余，腹心寒痛木乘脾。疝癫癥瘕何愁也，失血阴虚却忌之。

牢主寒实之病，木实则为痛。扁鹊云：软为虚，牢为实。失血者，脉宜沉细，反浮大而牢者死。虚病见实脉也。《脉诀》言：骨间疼痛，气居于表。池氏以为肾传于脾，皆谬妄不经。

濡阴　即软字

濡脉：极软而浮细，如帛在水中，轻手相得，按之无有。《脉经》。如水上浮沤。

帛浮水中，重手按之，随手而没之象。《脉诀》言：按之似有举还无。是微脉，非濡也。

体状诗

濡形浮细按须轻，水面浮绵力不禁。病后产中犹有药，平人若见是无根。

相类诗

浮而柔细知为濡，沉细而柔作弱持。微则浮微如欲绝，细来沉细近于微。

浮细如绵曰濡，沉细如绵曰弱，浮而极细如绝曰微，沉而极细不断曰细。

濒湖脉学

主病诗

濡为亡血阴虚病，髓海丹田暗已亏。汗雨夜来蒸入骨，血山崩倒湿侵脾。寸濡阳微自汗多，关中其奈气虚何。尺伤精血虚寒甚，温补真阴可起疴。

濡主血虚之病，又为伤湿。

弱 阴

弱脉：极软而沉细，按之乃得，举手无有。《脉经》。

弱乃濡之沉者。《脉诀》言轻手乃得，黎氏譬如浮沤。皆是濡脉，非弱也。《素问》曰：脉弱以滑，是有胃气。脉弱以涩，是谓久病。病后老弱见之顺，平人少年见之逆。

体状诗

弱来无力按之柔，柔细而沉不见浮。阳陷入阴精血弱，白头犹可少年愁。

相类诗

见濡脉。

主病诗

弱脉阴虚阳气衰，恶寒发热骨筋痿。多惊多汗精神减，益气调营急早医。寸弱阳虚病可知，关为胃弱与脾衰。欲求阳陷阴虚病，须把神门两部推。

弱主气虚之病。仲景曰：阳陷入阴，故恶寒发热。又云：弱主筋，沉主骨。阳浮阴弱，血虚筋急。柳氏曰：气虚则脉弱，寸弱阳虚，尺弱阴虚，关弱胃虚。

散 阴

散脉：大而散，有表无里。《脉经》。涣漫不收。崔氏。无统纪，无拘束，至数不齐，或来多去少，或去多来少，涣散不收，如杨花散漫之象。柳氏。

戴同父曰：心脉浮大而散，肺脉短涩而散，平脉也。心脉软散，怔忡。肺脉软散，汗出。肝脉软散，溢饮。脾脉软散，胕肿。病脉也。肾脉软散，诸病脉代散，死脉也。《难经》曰：散脉独见则危。柳氏曰：散为气血俱虚，根本脱离之脉。产妇得之生，孕妇得之堕。

体状诗

散似杨花散漫飞，去来无定至难齐。产为生兆胎为堕，久病逢之不必医。

相类诗

散脉无拘散漫然，濡来浮细水中绵。浮而迟大为虚脉，芤脉中空有两边。

主病诗

左寸怔忡右寸汗，溢饮左关应软散。右关软散胻胕肿，散居两尺魂应断。

细阴

细脉：小于微而常有，细直而软，若丝线之应指。《脉经》。

《素问》谓之小。王启玄言：如莠蓬，状其柔细也。《脉诀》言：往来极微，是微反大于细矣，与经相背。

体状诗

细来累累细如丝，应指沉沉无绝期。春夏少年俱不利，秋冬老弱却相宜。

相类诗

见微、濡。

主病诗

细脉萦萦血气衰，诸虚劳损七情乖。若非湿气侵腰肾，即是伤精汗泄来。寸细应知呕吐频，入关腹胀胃虚形。尺逢定是丹田冷，泄痢遗精号脱阴。

《脉经》曰：细为血少气衰。有此证则顺，否则逆。故吐衄得沉细者生，忧劳过度者，脉亦细。

伏阴

伏脉：重按著骨，指下裁动。《脉经》。脉行筋下。《刊误》。

《脉诀》言：寻之似有，定息全无。殊为舛谬。

体状诗

伏脉推筋著骨寻，指间裁动隐然深。伤寒欲汗阳将解，厥逆脐疼证属阴。

相类诗

见沉脉。

主病诗

伏为霍乱吐频频，腹痛多缘宿食停。蓄饮老痰成积聚，散寒温里莫因循。食郁胸中双寸伏，欲吐不吐常兀兀。当关腹痛困沉沉，关后疝疼还破腹。

伤寒，一手脉伏曰单伏，两手脉伏曰双伏。不可以阳证见阴为诊，乃火邪内郁，不得发越，阳极似阴，故脉伏，必有大汗而解。正如久旱将雨，六合阴晦，雨后庶物皆苏之义。又有夹阴伤寒，先有伏阴在内，外复感寒，阴盛阳衰，四肢厥逆，六脉沉伏，须投姜附，及灸关元，脉乃复出也。若太溪、冲阳皆无脉者必死。《脉诀》言：徐徐发汗。洁古以麻黄附子细辛汤主之，皆非也。刘元宾曰：伏脉不可发汗。

动阳

动脉：动乃数脉，见于关上下，无头尾，如豆大，厥厥动摇。

仲景曰：阴阳相搏，名曰动。阳动则汗出，阴动则发热。形冷恶寒，此三焦伤也。成无己曰：阴阳相搏，则虚者动。故阳虚则阳动，阴虚则阴动。庞安常曰：关前三分为阳，后三分为阴，关位半阴半阳，故动随虚见。《脉诀》言：寻之似有，举之还无，不离其处，不往不来，三关沉沉。含糊谬妄，殊非动脉。詹氏言：其形鼓动如钩、如毛者，尤谬。

体状诗

动脉摇摇数在关，无头无尾豆形团。其原本是阴阳搏，虚者摇兮胜者安。

主病诗

动脉专司痛与惊，汗因阳动热因阴。或为泄痢拘挛病，男子亡精女子崩。

仲景曰：动则为痛为惊。《素问》曰：阴虚阳搏，谓之崩。又曰：妇人手少阴脉动甚者，妊子也。

促^阳

促脉：来去数，时一止复来。《脉经》。如蹶之趣，徐疾不常。黎氏。

《脉经》但言数而止为促。《脉诀》乃云并居寸口，不言时止者，谬矣。数止为促，缓止为结，何独寸口哉？

体状诗

促脉数而时一止，此为阳极欲亡阴。三焦郁火炎炎盛，进必无生退可生。

濒湖脉学

相类诗

见代脉。

主病诗

促脉惟将火病医，其因有五细推之。时时喘咳皆痰积，或发狂斑与毒疽。

促主阳盛之病。促、结之因，皆有气、血、痰、饮、食五者之别。一有留滞，则脉必见止也。

结阴

结脉：往来缓，时一止复来。《脉经》。

《脉诀》言：或来或去，聚而却还，与结无关。仲景有累累如循长竿曰阴结，蔼蔼如车盖曰阳结。《脉经》又有如麻子动摇，旋引旋收，聚散不常者曰结，主死。此三脉，名同实异也。

体状诗

结脉缓而时一止，独阴偏盛欲亡阳。浮为气滞沉为积，汗下分明在主张。

相类诗

见代脉。

主病诗

结脉皆因气血凝，老痰结滞苦沉吟。内生积聚外痈肿，疝瘕为殃病属阴。

结主阴盛之病。越人曰：结甚则积甚，结微则气微。浮结外有痛积，伏结内有积聚。

代 阴

代脉：动而中止，不能自还，因而复动。仲景。脉至还入尺，良久方来。吴氏。

脉一息五至，肺心脾肝肾五脏之气皆足，五十动而一息，合大衍之数，谓之平脉。反此则止乃见焉。肾气不能至，则四十动一止；肝气不能至，则三十动一止。盖一脏之气衰，而他脏之气代至也。经曰：代则气衰。滑伯仁曰：若无病羸瘦脉代者，危脉也。有病而气血乍损，气不能续者，只为病脉。伤寒心悸脉代者，复脉汤主之。妊娠脉代者，其胎百日。代之生死，不可不辨。

体状诗

动而中止不能还，复动因而作代看。病者得之犹可疗，平人却与寿相关。

相类诗

数而时止名为促，缓止须将结脉呼。止不能回方是代，结生代死自殊途。

促结之止无常数，或二动三动，一止即来。代脉之止有常数，必依数而止，还入尺中，良久方来也。

主病诗

代脉元因脏气衰，腹疼泄痢下元亏。或为吐泻中宫病，女子怀胎三月兮。

《脉经》曰：代散者死，主泄及便脓血。

五十不止身无病，数内有止皆知定。四十一止一脏绝，四年之后多亡命。三十一止即三年，二十一止二年应。十动一止一年殂，更观气色兼形证。两动一止三四日，三四动止应六七。五六一止七八朝，次第推之自无失。

戴同父曰：脉必满五十动，出自《难经》。而《脉诀》五脏歌，皆以四十五动为准。乖于经旨。柳东阳曰：古以动数候脉，是吃紧语。须候五十动，乃知五脏缺失。今人指到腕臂，即云见了。夫五十动，岂弹指间事耶。故学者当诊脉、问证、听声、观色，斯备四诊而无失。

中医传世经典诵读本

四言举要

宋南康紫虚隐君崔嘉彦希范著
明蕲州月池子李言闻子郁删补

脉乃血派，气血之先；血之隧道，气息应焉。
其象法地，血之府也；心之合也，皮之部也。
资始于肾，资生于胃；阳中之阴，本乎营卫。
营者阴血，卫者阳气；营行脉中，卫行脉外。
脉不自行，随气而至；气动脉应，阴阳之义。
气如橐籥，血如波澜；血脉气息，上下循环。
十二经中，皆有动脉；惟手太阴，寸口取决。
此经属肺，上系吭嗌；脉之大会，息之出入。
一呼一吸，四至为息；日夜一万，三千五百。
一呼一吸，脉行六寸；日夜八百，十丈为准。
初持脉时，令仰其掌；掌后高骨，是谓关上。
关前为阳，关后为阴；阳寸阴尺，先后推寻。
心肝居左，肺脾居右；肾与命门，居两尺部。
魂魄谷神，皆见寸口；左主司官，右主司府。

— 036 —

左大顺男，右大顺女；本命扶命，男左女右。

关前一分，人命之主；左为人迎，右为气口。

神门决断，两在关后；人无二脉，病死不愈。

男女脉同，惟尺则异；阳弱阴盛，反此病至。

脉有七诊，曰浮中沉；上下左右，消息求寻。

又有九候，举按轻重；三部浮沉，各候五动。

寸候胸上，关候膈下；尺候于脐，下至跟踝。

左脉候左，右脉候右；病随所在，不病者否。

浮为心肺，沉为肾肝；脾胃中州，浮沉之间。

心脉之浮，浮大而散；肺脉之浮，浮涩而短。

肝脉之沉，沉而弦长；肾脉之沉，沉实而濡。

脾胃属土，脉宜和缓；命为相火，左寸同断。

春弦夏洪，秋毛冬石；四季和缓，是谓平脉。

太过实强，病生于外；不及虚微，病生于内。

春得秋脉，死在金日；五脏准此，推之不失。

四时百病，胃气为本；脉贵有神，不可不审。

调停自气，呼吸定息；四至五至，平和之则。

三至为迟，迟则为冷；六至为数，数即热证。

转迟转冷，转数转热；迟数既明，浮沉当别。

浮沉迟数，辨内外因；外因于天，内因于人。

天有阴阳，风雨晦冥；人喜怒忧，思悲恐惊。

外因之浮，则为表证；沉里迟阴，数则阳盛。

内因之浮，虚风所为；沉气迟冷，数热何疑。

浮数表热，沉数里热；浮迟表虚，沉迟冷结。

表里阴阳，风气冷热；辨内外因，脉证参别。

脉理浩繁，总括于四；既得提纲，引申触类。

浮脉法天，轻手可得；泛泛在上，如水漂木。

有力洪大，来盛去悠；无力虚大，迟而且柔。

虚甚则散，涣漫不收；有边无中，其名曰芤。

浮小为濡，绵浮水面；濡甚则微，不任寻按。

沉脉法地，近于筋骨；深深在下，沉极为伏。

有力为牢，实大弦长；牢甚则实，愊愊而强。

无力为弱，柔小如绵；弱甚则细，如蛛丝然。

迟脉属阴，一息三至；小驶于迟，缓不及四。

二损一败，病不可治；两息夺精，脉已无气。

浮大虚散，或见芤革；浮小濡微，沉小细弱。

迟细为涩，往来极难；易散一止，止而复还。

结则来缓，止而复来；代则来缓，止不能回。

数脉属阳，六至一息；七疾八极，九至为脱。

浮大者洪，沉大牢实；往来流利，是谓之滑。

有力为紧，弹如转索；数见寸口，有止为促。

数见关中，动脉可候；厥厥动摇，状如小豆。

长则气治，过于本位；长而端直，弦脉应指。

短则气病，不能满部；不见于关，惟尺寸候。

一脉一形，各有主病；数脉相兼，则见诸证。

浮脉主表，里必不足；有力风热，无力血弱。

浮迟风虚，浮数风热；浮紧风寒，浮缓风湿。

浮虚伤暑，浮芤失血；浮洪虚火，浮微劳极。

浮濡阴虚，浮散虚剧；浮弦痰饮，浮滑痰热。

沉脉主里，主寒主积；有力痰食，无力气郁。

沉迟虚寒，沉数热伏；沉紧冷痛，沉缓水蓄。

沉牢痼冷，沉实热极；沉弱阴虚，沉细痹湿。

沉弦饮痛，沉滑宿食；沉伏吐利，阴毒聚积。

迟脉主脏，阳气伏潜；有力为痛，无力虚寒。

数脉主腑，主吐主狂；有力为热，无力为疮。

滑脉主痰，或伤于食；下为蓄血，上为吐逆。

涩脉少血，或中寒湿；反胃结肠，自汗厥逆。

弦脉主饮，病属胆肝；弦数多热，弦迟多寒。

浮弦支饮，沉弦悬痛，阳弦头痛，阴弦腹痛。

紧脉主寒，又主诸痛；浮紧表寒，沉紧里痛。

长脉气平，短脉气病；细则气少，大则病进。

浮长风痛，沉短宿食；血虚脉虚，气实脉实。

洪脉为热，其阴则虚；细脉为湿，其血则虚。

缓大者风，缓细者湿；缓涩血少，缓滑内热。

濡小阴虚，弱小阳竭；阳竭恶寒，阴虚发热。

阳微恶寒，阴微发热；男微虚损，女微泻血。

阳动汗出，阴动发热；为痛与惊，崩中失血。

虚寒相搏，其名为革；男子失精，女子失血。

阳胜则促，肺痈阳毒；阴盛则结，疝瘕积郁。

代则气衰，或泄脓血；伤寒心悸，女胎三月。

脉之主病，有宜不宜，阴阳顺逆，凶吉可推。

中风浮缓，急实则忌；浮滑中痰，沉迟中气。

尸厥沉滑，卒不知人；入脏身冷，入腑身温。

风伤于卫，浮缓有汗；寒伤于营，浮紧无汗。

暑伤于气，脉虚身热；湿伤于血，脉缓细涩。

伤寒热病，脉喜浮洪；沉微涩小，证反必凶。

汗后脉静，身凉则安；汗后脉躁，热甚必难。

阳病见阴，病必危殆；阴病见阳，难困无害。

上不至关，阴气已绝；下不至关，阳气已竭。

代脉止歇，脏绝倾危；散脉无根，形损难医。

饮食内伤，气口急滑；劳倦内伤，脾脉大弱。

欲知是气，下手脉沉；沉极则伏，涩弱久深。

火郁多沉，滑痰紧食；气涩血芤，数火细湿。

滑主多痰，弦主留饮；热则滑数，寒则弦紧。

浮滑兼风，沉滑兼气；食伤短疾，湿留濡细。

疟脉自弦，弦数者热；弦迟者寒，代散者折。

泄泻下痢，沉小滑弱；实大浮洪，发热则恶。

呕吐反胃，浮滑者昌；弦数紧涩，结肠者亡。

霍乱之候，脉代勿讶；厥逆迟微，是则可怕。

咳嗽多浮，聚肺关胃；沉紧小危，浮濡易治。

喘急息肩，浮滑者顺；沉涩肢寒，散脉逆证。

病热有火，洪数可医；沉微无火，无根者危。

骨蒸发热，脉数而虚；热而涩小，必损其躯。

劳极诸虚，浮软微弱；土败双弦，火炎急数。

诸病失血，脉必见芤；缓小可喜，数大可忧。

瘀血内蓄，却宜牢大；沉小涩微，反成其害。

遗精白浊，微涩而弱；火胜阴虚，芤濡洪数。

三消之脉，浮大者生；细小微涩，形脱可惊。

小便淋闭，鼻头色黄；涩小无血，数大何妨。

大便燥结，须分气血；阳数而实，阴迟而涩。

癫乃重阴，狂乃重阳；浮洪吉兆，沉急凶殃。

痫脉宜虚，实急者恶；浮阳沉阴，滑痰数热。

喉痹之脉，数热迟寒；缠喉走马，微伏则难。

诸风眩运，有火有痰；左涩死血；右大虚看。

头痛多弦，浮风紧寒；热洪湿细，缓滑厥痰。

气虚弦软，血虚微涩；肾厥弦坚，真痛短涩。

心腹之痛，其类有九；细迟从吉，浮大延久。

疝气弦急，积聚在里；牢急者生，弱急者死。

腰痛之脉，多沉而弦；兼浮者风，兼紧者寒。

弦滑痰饮，濡细肾著，大乃肾虚，沉实闪胁。

脚气有四，迟寒数热；浮滑者风，濡细者湿。

痿病肺虚，脉多微缓；或涩或紧，或细或濡。

风寒湿气，合而为痹；浮涩而紧，三脉乃备。

五疸实热，脉必洪数；涩微属虚，切忌发渴。

脉得诸沉，责其有水；浮气与风，沉石或里。

沉数为阳，沉迟为阴；浮大出厄，虚小可惊。

胀满脉弦，土制于木；湿热数洪，阴寒迟弱。

浮为虚满，紧则中实；浮大可治，虚小危极。

五脏为积，六腑为聚；实强者生，沉细者死。

中恶腹胀，紧细者生；脉若浮大，邪气已深。

痈疽浮散，恶寒发热；若有痛处，痈疽所发。

脉数发热，而痛者阳；不数不热，不疼阴疮。

未溃痈疽，不怕洪大；已溃痈疽，洪大可怕。

肺痈已成，寸数而实；肺痿之形，数而无力。

肺痈色白，脉宜短涩；不宜浮大，唾糊呕血。

肠痈实热，滑数可知；数而不热，关脉芤虚。

微涩而紧，未脓当下；紧数脓成，切不可下。

妇人之脉，以血为本；血旺易胎，气旺难孕。

少阴动甚，谓之有子；尺脉滑利，妊娠可喜。

滑疾不散，胎必三月；但疾不散，五月可别。

左疾为男，右疾为女；女腹如箕，男腹如釜。

欲产之脉，其至离经；水下乃产，未下勿惊。

新产之脉，缓滑为吉；实大弦牢，有证则逆。

小儿之脉，七至为平；更察色证，与虎口文。

奇经八脉，其诊又别；直上直下，浮则为督。

牢则为冲，紧则任脉；寸左右弹，阳跷可决。

尺左右弹，阴跷可别；关左右弹，带脉当决。

尺外斜上，至寸阴维；尺内斜上，至寸阳维。

督脉为病，脊强癫痫，任脉为病，七疝瘕坚。

冲脉为病，逆气里急；带主带下，脐痛精失。

阳维寒热，目眩僵仆；阴维心痛；胸胁刺筑。

阳跷为病，阳缓阴急，阴跷为病，阴缓阳急。

癫痫瘛疭，寒热恍惚；八脉脉证，各有所属。

平人无脉，移于外络；兄位弟乘，阳溪列缺。

病脉即明，吉凶当别；经脉之外，又有真脉。

肝绝之脉，循刀责责；心绝之脉，转豆躁疾。

脾则雀啄，如屋之漏，如水之流，如杯之覆。

肺绝如毛，无根萧索；麻子动摇，浮波之合。

肾脉将绝，至如省客，来如弹石，去如解索。

命脉将绝，虾游鱼翔；至如涌泉，绝在膀胱。

真脉即形，胃已无气；参察色证，断之以臆。

合肥范锡尧静存参校

脉诀考证

脉诀非叔和书

晦庵朱子曰：古人察脉非一道，今世惟守寸关尺之法，所谓关者多不明。独俗传《脉诀》，词最鄙浅，非叔和本书，乃能直指高骨为关。然世之高医，以其书赝，遂委弃而羞言之。跋郭长阳书。

东阳柳贯曰：王叔和撰《脉经》十卷，为医家一经。今《脉诀》熟在人口，直谓叔和所作，不知叔和西晋时尚未有歌括，此乃宋之中世人伪托，以便习肄尔。朱子取其高骨为关之说，不知其正出《脉经》也。

庐陵谢缙翁曰：今称叔和《脉诀》，不知起于何时。宋熙宁初，校正《脉经》，尚未有此，陈孔硕始言《脉诀》出而《脉经》隐，则《脉诀》乃熙宁以后人作耳。惟陈无择《三因方》，言高阳生剽窃作歌诀，刘元宾从而和之，其说似深知《脉经》者，而又自著七表八里九道之名，则陈氏亦未尝详读《脉经》矣。

河东王世相曰：诊候之法，不易精也。轩岐微蕴，越人、叔和撰《难经》《脉经》，犹未尽泄其奥。五代高阳生著《脉诀》，假叔和之名，语多抵牾，辞语鄙俚，又被俗学妄注，世医家传户诵，茫然无所下手，不过藉此求食而已，于诊视何益哉。

云间钱溥曰：晋太医令王叔和著《脉经》，其言可守而不可变，及托叔和，《脉诀》行而医经之理遂微。盖叔和为世所信重，故假其名而得行耳。然医道之日浅，未必不曲此而误之也。

七表八里九道之非

金陵戴起宗曰：脉不可以表里定名也。轩岐、越人、叔和皆不言表里，《脉诀》窃叔和之名，而立七表八里九道，为世大惑。脉之变化，从阴阳生，但可以阴阳对待而言，各从其类，岂可以一浮二沉为定序，而分七八九之名乎？大抵因浮而见者皆为表，因沉而见者皆为里，何拘于七八九哉。庐山刘立之以浮沉迟数为纲，以教学者，虽似捷径，然必博学反约，然后能入脉妙，若以此自足，亦画矣。

撄宁滑寿曰：脉之阴阳表里，以对待而为名象也。

高阳生之七表八里九道，盖凿凿也。求脉之明，为脉之晦。

谢氏曰：《脉经》论脉二十四种，初无表里九道之目。其言芤脉云：中央空，两边实。云芤则为阴，而《脉诀》以芤为七表属阳，云中间有，两头无。仲景脉法云：浮大数动滑为阳，沉涩弱弦微为阴。而《脉诀》以动为阴，以弦为阳，似此背误颇多，则《脉诀》非叔和书，可推矣。

草庐吴澄曰：俗误以《脉诀》为《脉经》，而王氏《脉经》，知者或鲜。脉书往往混牢革为一。夫牢为寒实，革为虚寒，安可混乎。脉之浮、沉、虚、实、紧、缓、数、迟、滑、涩、长、短之相反，匹配自不容易，况有难辨。如洪散俱大，而洪有力，微细俱小，而微无力，芤类浮而边有中无，伏类沉而边无中有。若豆粒而摇摇不定者，动也；若鼓皮而如如不动者，革也。俱对待也。又有促结代，皆有止之脉，促疾结缓，故可为对，代则无对。总之凡二十七脉，不止于七表八里九道二十四脉也。详《文集》

濒湖李时珍曰：《脉经》论脉，只有二十四种，无

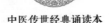

长短二脉。《脉诀》歌脉，亦有二十四种，增长短而去数散。皆非也。《素》、《难》、仲景论脉，只别阴阳，初无定数。如《素问》之鼓、抟、喘、横，仲景之慄平、荣章、纲损、纵横、逆顺之类是也。后世脉之精微失传，无所依准，因立名而为之归著耳。今之学者，按图索骥，犹若望洋，而况举其全旨乎。此草庐公说，独得要领也。

男女脉位

齐·褚澄曰：男子阳顺，自下生上，故右尺为受命之根。万物从土而出，故右关为脾，生右寸肺，肺生左尺肾，肾生左关肝，肝生左寸心。女子阴逆，自上生下，故左寸为受命之根。万物从土而出，故左关为脾，生左尺肺，肺生右寸肾，肾生右关肝，肝生右尺心。详《褚氏遗书》

华谷储泳曰：《脉诀》以女人尺脉盛弱，与男子相反为背看。夫男女形体绝异，阴阳殊途。男生而覆，女生而仰，男则左旋，女则右转。男主施，女主受。男之至命在肾，处脏腑之极下；女之至命在乳，处脏腑之极

上。形气既异，脉行于形气之间，岂略不少异耶。此褚氏之说，为有理也。详《祛疑说》

戴起宗曰：《脉诀》因男子左肾右命，女子左命右肾之别，遂言反此背看。而诸家以尺脉盛弱解之。褚氏又以女人心肺诊于尺，倒装五脏，其谬又甚。不知男女形气精血虽异，而十二经脉所行始终，五脏之定位则一也，安可以女人脉位为反耶。

丹溪朱震亨曰：昔轩辕使伶伦截嶰谷之竹，作黄钟律管，以候天地之节气，使岐伯取气口，作脉法，以候人之动气。故黄钟之数九分，气口之数亦九分，律管具而寸之数始形。故脉之动也，阳得九分，阴得一寸，吻合于黄钟。天不足西北，阳南而阴北，故男子寸盛而尺弱，肖乎天也。地不满东南，阳北而阴南，故女子尺盛而寸弱，肖乎地也。黄钟者，气之先兆，故能测天地之节候。气口者，脉之要会，故能知人命之死生。世之俗医，诵高阳生之妄作，欲以治病，其不杀人也几希。

龙丘叶氏曰：脉者，天地之元性，故男女尺寸盛弱，肖乎天地。越人以为男生于寅，女生于申，三阳从天生，三阴从地长，谬之甚也。独丹溪推本律法，混合天人而辟之，使千载之误，一旦昭然，岂不韪哉。

脏腑部位

绍兴王宗正曰：诊脉之法，当从心肺俱浮，肝肾俱沉，脾在中州之说。王叔和独守寸关尺分部位，以测五脏六腑之脉者，非也。

慈溪赵继宗曰：《脉诀》言左心小肠肝胆肾，右肺大肠脾胃命者，非也。心肺居上，为阳为浮；肝肾居下，为阴为沉；脾居中州，半阴半阳，半浮半沉。当以左寸为心，右寸为肺，左尺为肝，右尺为肾，两关为脾。关者，阴阳之界限，前取阳三分，后取阴三分，所谓土居金木水火之中，寄旺于四时，不独右关为脾也。肝既为阴，岂宜在半阴半阳、半浮半沉之左关耶。命门即是肾，不宜以右尺为诊。详《儒医精要》

吴草庐曰：医者于寸关尺，辄名之曰：此心脉，此肺脉，此肝脉，此脾脉，此肾脉者，非也。五脏六腑，凡十二经两手寸关尺者，手太阴肺经之一脉也。分其部位，以候他脏之气耳。脉行始于肺，终于肝，而复会于肺。肺为气所出之门户，故名曰气口，而为脉之大会，

以占一身焉。详《文集》

李时珍曰：两手六部，皆肺之经脉也，特取此以候五脏六腑之气耳，非五脏六腑所居之处也。凡诊察皆以肺心脾肝肾各候一动，五十动不止者，五脏皆足。内有一止，则知一脏之脉不至。据此推之，则以肺经一脉，候五脏六腑之气者，可心解矣。褚、储、赵氏不知脉随五脏之气，行于经隧之间，欲以男女脏腑，颠倒部位，执泥不通。戴同父言褚氏倒装五脏，丹溪别男女尺寸，草庐明三部皆肺。三说皆有真见，学者所当宗师。若夫赵氏所云，盖本于宋人王宗正《难经图解》。岂知脉分两手，出于《素问·脉要精微论》，而越人推明关脉及一脉十变于《难经》，非始于叔和也。若如其说，则一脉十变，何从推之。可谓凿而任矣。命门即肾之说，乃越人之误也。予尝著《命门考》《命门三焦客难》二说，凡二千余言云。

上元朱铭华藻臣参校

奇经八脉考

明·李时珍◎著

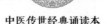

内容提要

奇经八脉，语出《难经》，其论出于《素问》。因非十二正经，故谓之奇经。李时珍以八脉散在群书，略而不悉，医不知此。难探病机，乃参考诸家之说，汇集成编。内容包括奇经八脉总说、奇经八脉、气口九道十则，以阐发《内经》之旨，较滑伯仁《十四经发挥》更加详尽。

题奇经八脉考

奇经八脉，闻之旧矣，而不解其奥。今读濒湖李君《八脉考》，原委精详，经络贯彻，顿觉蒙开塞决，胸次豁然，诚仙、医二家入室指南也。然非易牙，亦未易味之。李君博极群书，参讨今古，九流百氏，咸有撰述。此特其一脔尔，因僭述其概而题之。

隆庆壬申中秋日道南吴哲拜题

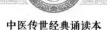

奇经八脉考引

　　《奇经八脉考》者，李君濒湖所撰，辑以活人者也。经有正有奇，独考奇者。奇经，人所略，故致详焉。并病原治法靡不条具，若指诸掌，岂惟医学有赖，玄修之士，亦因以见身中造化真机矣。用心之勤如此，何其仁哉！濒湖世儒，兼以医鸣，一门父子兄弟，富有著述，此特见一斑耳。问不佞，尝推其直谅多闻之益。因僭识简端，以告后之君子。

　　　　明万历丁丑小暑日同里日岩顾问顿首书

重刻脉学奇经八脉序

余奉中丞夏公教，既刻《本草纲目》矣。临川令袁君与李君时珍，乡人也，复取其《脉学》与《奇经八脉考》示余曰：李君平生学力尽在此。幸并刻之为全书。余念古良医治疾，未有不先诊脉者，自轩岐已然。辨人鬼，别男女，特其粗尔。微茫呼吸之间，而生死轻重系焉。如济北才人颜色不变，而在死法中，其脉病也。故曰无数者同之，有数者异之。苟不明乎脉之法，则所同者多矣。脉学者，专辨《脉诀》之误也。今之医者，无不诵《脉诀》，而李君谓非叔和著，特条列而正之。然非李君之言也。宋·陈无择尝斥为高阳生作矣。亦非无择之言也，朱晦翁尝讥其鄙浅伪书矣。《脉诀》行而《脉经》隐。《脉诀》之误既明，《脉经》其可复兴乎。奇经八脉者，其名出于《难经》，而其论源于《素问》，以非十二经之正，故谓之奇也。昔淳于意拜受公乘阳庆脉书、奇咳术即此。世之医者，且不能与其数，况通其义乎。叔和曰：瓦雨降下，沟渠溢满，圣人不能图也。脉络流溢，诸经不能复拘也。然则八脉可以不讲乎。八脉明，而脉理尽矣；脉理尽，而病无不察，可以穷吾治之之方矣。语云：人之所病，病疾多，而医之所病，病道少。通乎脉学，又通乎八脉之学，道其患少也乎哉？因并刻附于本草之后。

癸卯秋七月上浣长洲张鼎思书

考证诸书目

黄帝素问王启玄注　灵枢经　太仓公生死秘要

皇甫谧甲乙经　玄珠密语　扁鹊脉经　诸家注解难经

吕广　杨玄操　庞安时　陈瑞孙　虞庶　丁德用　宋

廷臣　谢晋翁　王宗正　张元素　滑伯仁　熊宗立

纪天锡　周与权　张世贤　华佗脉经　仲景金匮方

仲景伤寒论成无己注　王叔和脉经　褚氏遗书褚澄

千金方论孙真人　徐氏脉经诀文伯　巢氏病源巢元方

外台秘要王焘　吴广脉赋　玉函经杜光庭　太平圣

惠方　诸家注解高阳生脉诀通真子　张洁古　沈氏

李希范　张世贤　池氏　勿听子　脉经手诀张及　南

阳活人书　脉说　脉要新括通真子　诊脉须知刘元宾

陈言三因方　崔氏紫虚脉诀　方脉举要刘三点　王

贶指迷方　李希范脉髓　脉理玄秘　圣济总录　蔡西

山脉经　医学发明李东垣　杨仁斋医脉真经　萧世基

脉粹　碎金脉诀　张扩太素脉诀　魏伯祖脉说　张杲

中医传世经典诵读本

医说 杨文德太素脉诀 王适斋脉诀 王世相医开
詹炎举太素脉诀 脉诀刊误戴同父 决脉精要黎民寿
　彭用光太素脉 脉诀图说朱丹溪 诊家枢要滑寿
医经小学刘纯 医学权舆傅滋 儒医精要赵继宗 储
华谷祛疑说 朱子文集 吴草庐集 祁贯传道集

奇经八脉考

目　录

奇经八脉总说

凡人一身，有经脉络脉，直行曰经，旁支曰络。经凡十二，手之三阴三阳、足之三阴三阳是也；络凡十五，乃十二经各有一别络，而脾又有一大络，并任督二络为十五也。《难经》作阴络、阳络。共二十七气，相随上下，如泉之流，如日月之行，不得休息。故阴脉营于五脏，阳脉营于六腑，阴阳相贯，如环无端，莫知其纪，终而复始。其流溢之气，入于奇经，转相灌溉，内温脏腑，外濡腠理。奇经凡八脉，不拘制于十二正经，无表里配合，故谓之奇。盖正经犹夫沟渠，奇经犹夫湖泽。正经之脉隆盛，则溢于奇经，故秦越人比之天雨降下，沟渠溢满，滂霈妄行，流于湖泽。此发《灵》、《素》未发之秘旨也。八脉散在群书者，略而不悉。医不知此，罔探病机。仙不知此，难安炉鼎。时珍不敏，参考诸说，萃集于下，以备学仙、医者筌蹄之用云。

八脉

奇经八脉者，阴维也，阳维也，阴跷也，阳跷也，冲也，任也，督也，带也。阳维起于诸阳之会，由外踝而上行于卫分；阴维起于诸阴之交，由内踝而上行于营分，所以为一身之纲维也。阳跷起于跟中，循外踝上行于身之左右；阴跷起于跟中，循内踝上行于身之左右，所以使机关之跷捷也。督脉起于会阴，循背而行于身之后，为阳脉之总督，故曰阳脉之海；任脉起于会阴，循腹而行于身之前，为阴脉之承任，故曰阴脉之海。冲脉起于会阴，夹脐而行，直冲于上，为诸脉之冲要，故曰十二经脉之海。带脉则横围于腰，状如束带，所以总约诸脉者也。是故阳维主一身之表，阴维主一身之里，以乾坤言也。阳跷主一身左右之阳，阴跷主一身左右之阴，以东西言也。督主身后之阳，任冲主身前之阴，以南北言也。带脉横束诸脉，以六合言也。是故医而知乎八脉，则十二经、十五络之大旨得矣；仙而知乎八脉，则虎龙升降、玄牝幽微之窍妙得矣。

阴维脉

阴维起于诸阴之交，其脉发于足少阴筑宾穴，为阴维之郄。在内踝上五寸腨肉分中，上循股内廉，上行入小腹，会足太阴厥阴、少阴阳明于府舍，在腹哀下三寸，去腹中行四寸半。上会足太阴于大横、腹哀，大横在腹哀下一寸五分，腹哀在日月下一寸五分，并去腹中行四寸半。循胁肋，会足厥阴于期门，直乳下一寸半。上胸膈挟咽，与任脉会于天突、廉泉，上至顶前而终。天突在结喉下四寸半宛宛中，廉泉在结喉下二寸中央是穴。凡一十四穴。

阳维脉

阳维起于诸阳之会，其脉发于足太阳金门穴。在足外踝下一寸五分，上外踝七寸，会足少阳于阳交，为阳维之郄，在外踝上七寸，斜属二阳之间。循膝外廉，上髀厌，抵少腹侧，会足少阳于居髎，在章门下八寸监骨上陷中。循胁肋，斜上肘上，会手阳明、手足太阳于臂臑，在肘上七寸两筋罅陷中，肩髃下一寸。过肩前，与手少阳会于臑会、天髎。臑会在肩前廉去肩端三寸宛宛中，天髎在缺盆中，上毖骨际，陷央中。却会手足少阴、足阳明于肩井，在肩上陷中，缺盆上大骨前一寸五分。入肩后，会手太阳、阳跷于臑腧，在肩后大骨下胛上廉陷中。上循耳后，会手足少阳于风池，在耳后发际陷中。上脑空、承灵后一寸半，夹玉枕骨下陷中。承灵、正营后一寸半。正营、目窗后一寸。目窗、临泣后一寸。临泣，在瞳人直上，入发际五分陷中。下额与手足少阳、阳明五脉会于阳白，眉上一寸，直瞳仁相对。循头入耳，上至本神而止。本神直耳上入发际中。凡三十二穴。

二维为病

越人曰：阳维、阴维者，维络于身，溢蓄不能环流灌溉诸经者也。故阳维起于诸阳之会，阴维起于诸阴之交。阳维维于阳，阴维维于阴。阴阳不能自相维，则怅然失志，溶溶不能自收持。又曰：阳维为病苦寒热，阴维为病苦心痛。溶溶，缓慢貌。

张洁古曰：卫为阳，主表。阳维受邪，为病在表，故苦寒热。营为阴，主里。阴维受邪，为病在里，故苦心痛。阴阳相维，则营卫和谐矣。营卫不谐，则怅然失志，不能自收持矣。何以知之？仲景云：病常自汗，是卫气不与营气和也，宜桂枝汤和之。又云：服桂枝反烦不解，先刺风池、风府，却与桂枝汤。此二穴，乃阳维之会也。谓桂枝后，尚自汗发热恶寒，其脉寸浮尺弱而反烦，为病在阳维，故先针此二穴。仲景又云：脏无他病时，发热自汗出而不愈，此卫气不和也，桂枝汤主之。

又曰：阴维为病苦心痛，治在三阴之交。太阴证，则理中汤。少阴证，则四逆汤。厥阴证，则当归四逆汤、吴茱萸汤主之。

李濒湖曰：阳维之脉，与手足三阳相维，而足太阳、少阳则始终相联附者。寒热之证，惟二经有之。故阳维为病，亦苦寒热。盖卫气昼行于阳，夜行于阴。阴虚则内热，阳虚则外寒。邪气在经，内与阴争而恶寒，外与阳争而发热。则寒热之在表而兼太阳证者，有汗当用桂枝，无汗当用麻黄，寒热之在半表半里而兼少阳证者，当用小柴胡加减治之。若夫营卫惵卑而病寒热者，黄芪建中及八物汤之类主之。洁古独以桂枝一证属之阳维，似未扩充。至于阴维为病主心痛，洁古独以三阴温里之药治之，则寒中三阴者宜矣，而三阴热厥作痛，似未备矣。盖阴维之脉，虽交三阴而行，实与任脉同归。故心痛多属少阴、厥阴，任脉之气上冲而然。暴痛无热，久痛无寒。按之少止者为虚，不可按近者为实。凡寒痛，兼少阴及任脉者，金铃散、延胡索散、失笑散。兼太阴者，承气汤主之。若营血内伤，兼夫任、冲、手厥阴者，则宜四物汤、养营汤、妙香散之类。因病药之，如此则阴阳虚实，庶乎其不瘥矣。

王叔和《脉经》曰：寸口脉，从少阴斜至太阳，是阳维脉也。动苦肌肉痹痒，皮肤痛，下部不仁，汗出而寒。又苦癫仆羊鸣，手足相引，甚者失音不能言，宜取客主人。在耳前起骨上廉，开口有空，乃手足少阳、阳明之会。

又曰：寸口脉，从少阳斜至厥阴，是阴维脉也。动苦癫痫僵仆羊鸣，又苦僵仆失音，肌肉痹痒，应时自发汗出，恶风，身洗洗然也。取阳白、金门、见前。仆参。见阳跷。

濒湖曰：王叔和以癫痫属阴维、阳维，《灵枢经》以癫痫属阴跷、阳跷，二说义异旨同。盖阳维由外踝而上，循阳分而至肩肘，历耳额而终行于卫分诸阳之会。阴维由内踝而上，循阴分而上胁至咽，行于营分诸阴之交。阳跷起于跟中，循外踝上行于股外，至胁肋肩髆，行于一身之左右，而终于目内眦。阴跷起于跟中，循内踝上行于股内，阴气行于一身之左右，至咽喉，会任脉，而终于目内眦。邪在阴维、阴跷则发癫，邪在阳维、阳跷则发痫。痫动而属阳，阳脉主之；癫静而属阴，阴脉主之。大抵二疾当取之四脉之穴，分其阴阳而已。

王叔和曰：诊得阳维脉浮者，暂起目眩。阳盛实者，苦肩息，洒洒如寒。诊得阴维脉沉大而实者，苦胸中痛，胁下支满，心痛。其脉如贯珠者，男子两胁下实，腰中痛，女子阴中痛，如有疮状。

《素问·腰痛论》曰：阳维之脉，令人腰痛，痛上怫然肿。刺阳维之脉与太阳合腨间，去地一尺。

王启玄曰：阳维起于阳，则太阳之所生。并行而上至腨，下复与太阳合而上也。去地一尺，乃承山穴也，在锐腨之下，分肉间陷中，可刺七分。

肉里之脉，令人腰痛，不可以咳，咳则筋缩急。刺肉里之脉为二痏，在太阳之外，少阳绝骨之后。

王启玄曰：肉里之脉，少阳所生，阳维脉气所发，绝骨之后，阳维所过分肉穴也。在足外踝直上绝骨之端，如后二分筋肉分间，刺可五分。

飞阳之脉，令人腰痛，痛拂拂然，甚则悲以恐。

启玄曰：此阴维之脉也，去内踝上五寸腨分中，并少阴经而上也。刺飞阳之脉。在内踝上一寸，少阴之前与阴维之会，筑宾穴也。《甲乙经》云：太阳之络，别走少阴者，名曰飞阳。

阴跷脉

阴跷者，足少阴之别脉。其脉起于跟中，足少阴然谷穴之后，然谷在内踝下一寸陷中。同足少阴循内踝下照海穴，在内踝下五分。上内踝之上二寸，以交信为郄，交信在内踝骨上，少阴前、太阴后廉筋骨间。直上循阴股入阴，上循胸里入缺盆，上出人迎之前，至咽咙，交贯冲脉，入頄内廉，上行属目内眦，与手足太阳、足阳明、阳跷五脉会于睛明而上行，睛明在目内眦外一分宛宛中。凡八穴。

张紫阳《八脉经》云：八脉者，冲脉在风府穴下，督脉在脐后，任脉在脐前，带脉在腰，阴跷脉在尾闾前阴囊下，阳跷脉在尾闾后二节，阴维脉在顶前一寸三分，阳维脉在顶后一寸三分。凡人有此八脉，俱属阴神，闭而不开，惟神仙以阳气冲开，故能得道。八脉者，先天大道之根，一气之祖。采之惟在阴跷为先，此脉才动，诸脉皆通。次督任冲三脉，总为经脉造化之源。而阴跷一脉，散在丹经，其名颇多，曰天根，曰死户，曰复命关，曰邓都鬼户，曰死生根。有神主之，名曰桃康，上通泥丸，下透涌泉。倘能知此，使真气聚散，皆从此关窍，则天门常开，地户永闭。尻脉周流于一身，贯通上下，和气自然上朝，阳长阴消，水中火发，雪里花开。所谓天根月窟闲来往，三十六宫都是春。得之者，身体轻健，容衰返壮，昏昏默默，如醉如痴，此其验也。要知西南之乡，乃坤地尾闾之前，膀胱之后，小肠之下，灵龟之上。此乃天地逐日所生，气根产铅之地也。医家不知有此。

濒湖曰：丹书论及阳精河车，皆往往以任冲督脉命门三焦为说，未有专指阴跷者。而紫阳《八脉经》所载经脉，稍与医家之说不同。然内景隧道，惟返观者能照察之。其言必不谬也。

阳跷脉

阳跷者，足太阳之别脉。其脉起于跟中，出于外踝下足太阳申脉穴，在外踝下五分陷中，容爪甲白肉际。当踝后绕跟，以仆参为本，在跟骨下陷中，拱足得之。上外踝上三寸，以跗阳为郄，在外踝上三寸，足太阳之穴也。直上循股外廉，循胁后髀，上会手太阳阳维于臑腧，在肩后大骨下胛上廉陷中。上行肩膊外廉。会手阳明于巨骨，在肩尖端上行两叉骨罅中。会手阳明少阳于肩髃，在髆骨头肩端上，两骨罅陷宛宛中，举臂取之有空。上人迎，夹口吻，会手足阳明、任脉于地仓，夹口吻旁四分外，如近下有微脉动处。同足阳明上而行巨窌，夹鼻旁八分，直瞳子，平水沟。复会任脉于承泣。在目下七分，直瞳子陷中。至目内眦，与手足太阳、足阳明、阴跷五脉会于睛明穴，见阴跷下。从睛明上行入发际，下耳后，入风池而终。风池在耳后，夹玉枕骨下发际陷中。凡二十二穴。

《难经》曰：跷脉从足至目，长七尺五寸，合一丈五尺。

《甲乙经》曰：跷脉有阴阳，何者当其数？曰男子数其阳，女子数其阴。当数者为经，不当数者为络。气之在身也，如水之流，如日月之行不休，故阴脉营其脏，而阳脉营其腑，如环之无端，莫知其纪，终而复始。其流溢之气，内溉脏腑，外濡腠理。

二跷为病

秦越人《难经》曰：阴络者，阴跷之络；阳络者，阳跷之络。阴跷为病，阳缓而阴急；阳跷为病，阴缓而阳急。

王叔和《脉经》曰：阴跷脉急，当从内踝以上急，外踝以上缓；阳跷脉急，当从外踝以上急，内踝以上缓。

又曰：寸口脉前部左右弹者，阳跷也，动苦腰背痛。又为癫痫僵仆羊鸣，恶风偏枯㾓痹身体强。

又曰：微涩为风痫，并取阳跷在外踝上三寸，直绝骨是穴。跗阳穴也。

又曰：寸口脉后部左右弹者，阴跷也。动苦癫痫寒热，皮肤淫痹。又为少腹痛里急，腰及髋窌下相连，阴中痛。男子阴疝，女子漏下不止。髋，髀骨也。窌，腰下穴也。

又曰：癫痫瘛疭，不知所苦。两跷之下，男阳女阴。

张洁古曰：跷者，捷疾也。二脉起于足，使人跷捷也。阳跷在肌肉之上，阳脉所行，通贯六腑，主持诸表，故名为阳跷之络。阴跷在肌肉之下，阴脉所行，通贯五脏，主持诸里，故名为阴跷之络。阴跷为病，阴急则阴厥胫直，五络不通，表和里病。阳跷为病，阳急则狂走目不昧，表病里和，阴病则热。可灸照海、阳陵泉。在膝下一寸骱外廉陷中，足少阳之合也，筋病治此。阳病则寒，可针风池、风府。在项后入发际一寸，大筋内宛宛中，督脉、太阳、阳维之会也。

又曰：在阳表者，当汗之。在阴里者，当下之。

又曰：癫痫昼发，灸阳跷；夜发，灸阴跷。《素问·腰痛论》曰：腰痛不可举者，申脉、仆参举之。太阳之穴，阳跷本也。

又曰：会阴之脉，令人腰痛，痛上漯漯然汗出。汗干令人欲饮，饮已欲走。刺直阳之脉上三痏。在跷上郄下五寸横居，视其盛者出血。

王启玄云：足太阳之脉，循腰下会于后阴，故曰会阴。直阳之脉，挟脊下行，贯臀至腘。循腨过外踝之后，条直而行者，故曰直阳之脉也。跷为阳跷所生，申脉穴也。跷上郄下，乃承筋穴也。即腨中央如外陷者中也，太阳脉气所发，禁针刺。但视其两腨中央有血络盛满者，乃刺之出血。

又曰：昌阳之脉，令人腰痛。痛引膺，目䀮䀮然，甚则反折，舌卷不能言。刺内筋为三痏。在内踝上、大筋前、太阴后，上踝二寸所。

王启玄云：阴跷起于然谷之后，上内踝之上，循阴股入阴，而循腹入胸里、缺盆，上出人迎之前，入頄内廉。属目内眦，会于太阳、阳跷而上行，故病状如此。内筋即阴跷之郄，交信穴也。

《素问·缪刺论》曰：邪客于足阳跷之脉，令人目痛，从内眦始，刺外踝之下半寸所各二痏。即申脉也。左刺右，右刺左，如人行十里顷而已。

《灵枢经》曰：目中赤痛，从内眦始。取之阴跷。交信穴也。

又曰：风痓反折，先取足太阳及腘中及血络出血。

若中有寒邪，取阴跷及三毛上及血络出血。

李濒湖曰：足太阳，京骨穴也，在足外侧小指本节后大骨下，赤白际陷中。针三分，灸七壮。腘中、委中穴也，在曲膝后横纹中，针三分。阴跷取交信穴。见前。三毛，大敦穴也，在足大指外侧三毛中，肝脉之井也。针三分，灸三壮。血络者，视其处有络脉盛满者，出其血也。

又曰：阴跷阳跷，阴阳相交，阳入阴，阴出阳，交于目锐眦。阳气盛则瞋目，阴气盛则瞑目。热厥取足太阳、少阳。

《甲乙经》曰：人病目闭不得视者，卫气留于阴，不得行于阳。留于阴则阴气盛，阴气盛则阴跷满，不得入于阴则阳气虚，故目闭也。

病目不得瞑者，卫气不得入于阴，常留于阳。留于阳则阳气满，阳气满则阳跷盛，不得入于阴则阴气虚，故目不瞑也。

《灵枢》曰：五谷入于胃也，其糟粕津液宗气，分为三隧，故宗气积于胸中，出于喉咙，以贯心肺而行呼吸焉。营气者，泌其津液，注之于脉，化而为血，以荣四末，内注五脏六腑，以应刻数焉。卫气者，出其悍气之剽疾，而先行于四末分肉皮肤之间而不休焉。昼日行于阳，夜行于阴，常从足少阴分间，行于五脏六腑。今厥气客于五脏六腑，则卫气独卫其外，行于阳，不得入于阴。行于阳则阳气盛，阳气盛则阳𫏋陷。不得入于阴则阴气虚，故目不瞑也。治当补其不足，泻其有余，以通其道而去其邪，饮以半夏汤一剂。阴阳已通，其卧立至。其方用流水千里以外者八升，扬之万遍，取其清五升煮之，炊以苇薪火沸，置秫米一升，治半夏五合，徐炊令至一升半。去其滓，饮汁一小杯，日三稍益，以知为度。故其病新发者，覆杯则卧，汗出则已，久者三饮而已。

　　李濒湖云：《灵枢》有云足太阳之筋为目上纲，足阳明之筋为目下纲，寒则筋急目不合，热则筋纵目不开。又云壮者血气盛，肌肉滑，营卫不失其常，故昼精而夜瞑；老人气血衰，气道涩，卫气内伐，故昼不精而夜不瞑。又云多卧者，肠胃大而皮肤涩，分肉不解，卫气行迟故也。张子和云：思气所至为不眠，为嗜卧。巢元方云：脾病困倦而嗜卧，胆病多烦而不眠。王叔和

《脉经》云：水流夜疾有声者，土休故也，人亦应之。入夜卧则脾不动摇，脉为之数疾也。一云脾之候在睑，睑动则知脾能消化也。脾病则睑涩嗜卧矣。数说皆论目闭目不瞑，虽不言及二跷，盖亦不离乎阴阳营卫虚实之理，可互考者也。

冲脉

冲为经脉之海，又曰血海。其脉与任脉皆起于少腹之内胞中。其浮而外者，起于气冲，一名气街，在少腹毛中两旁各二寸，横骨两端动脉宛宛中，足阳明穴也。并足阳明少阴二经之间，循腹上行至横骨，足阳明去腹中行二寸，少阴去腹中行五分，冲脉行于二经之间也。横骨在阴上横骨中，宛如偃月，去腹中行一寸半。挟脐左右各五分，上行历大赫、横骨上一寸，去中腹行一寸半。气穴、即胞门，一名子户，大赫上一寸，去腹中行一寸半，少阴、冲脉之会。四满、气穴上一寸。中注、四满上一寸。肓腧、中注上一寸。商曲、肓腧上一寸。石关、商曲上一寸。阴都、石关上一寸。通谷、阴都上一寸。幽门，通谷上一寸，挟巨阙两旁各五分陷中。至胸中而散。凡二十四穴。

《灵枢经》曰：冲任皆起于胞中，上循背里，为经络之海。其浮而外者，循腹右上行，会于咽喉，别而络唇口。血气盛则充肤热肉，血独盛则澹渗皮肤，生毫毛。妇人有余于气，不足于血，月下数脱血，任冲并伤，脉不荣其口唇，故髭须不生。宦者去其宗筋，伤其冲任，血泻不复，皮肤内结，唇口不荣，故须亦不生。天宦不脱于血而任冲不盛，宗筋不强，有气无血，唇口不荣，故须亦不生。

《素问·水热穴论》曰：三阴之所交，结于脚也。踝上各一行者，此肾脉之下行也，名曰太冲。

王启玄曰：肾脉与冲脉并下行，循足合而盛大，故曰太冲。一云冲脉起于气冲，冲直而通，故谓之冲。

《素问·阴阳离合论》曰：圣人南面而立，前曰广明，后曰太冲。太冲之地，名曰少阴。其冲在下，名曰太阴。

启玄曰：心脏在南，故前曰广明；冲脉在北，故后曰太冲。足少阴肾脉与冲脉合而盛大，故曰太冲。两脉相合为表里也。冲脉在脾之下，故曰其冲在下，名曰太阴。

《灵枢经》曰：帝曰，少阴之脉独下行，何也？岐伯曰：不然。夫冲脉者，五脏六腑之海也。其上者，出于颃颡，渗诸阳，灌诸精。其下者，注于少阴之大络，起于肾下，出于气街，循阴股内廉，斜入腘中，伏行骭骨内廉，并少阴之经，下入内踝之后，入足下。其别者，并于少阴，渗三阴，斜入踝，伏行出属跗属，下循跗上，入大指之间，渗诸络而温足胫肌肉，故其脉常动。别络结则跗上不动，不动则厥，厥则寒矣。

王海藏曰：手少阳三焦相火为一府，右肾命门为相火，心包主亦名相火，其脉同诊。肾为生气之门，出而治脐下，分三歧，上冲夹脐过天枢，上至膻中两乳间，元气所系焉。又足三焦太阳之别，并足太阳正路入络膀胱约下焉。三焦者，从头至心，心至脐，脐至足，为上中下三焦，其实真元一气也，故曰有脏无腑。《脉诀》云：三焦无状空有名，寄在胸中膈相应。一云：其府在气街中，上焦在胃上口，治在膻中；中焦在胃管，治在脐旁；下焦在脐下膀胱上口，治在脐。经曰：原气者，三焦之别使也。肾间动气者，真元一气，分为三路，人之生命也，十二经之根本也。

李濒湖曰：三焦，即命门之用，与冲任督相通者，故附著于此。

冲脉为病

越人《难经》曰：冲脉为病，逆气而里急。《灵枢经》曰：气逆上，刺膺中陷下者与下胸动脉。腹痛，刺脐左右动脉，按之立已。不已，刺气街，按之立已。

李东垣曰：秋冬之月，胃脉四道，为冲脉所逆，胁下少阳脉二道而反上行，名曰厥逆。其证气上冲，咽不得息，而喘息有音，不得卧，宜调中益气汤加吴茱萸五分，随气多少用之。《脾胃论》。夏月有此，乃大热之证，用黄连、黄柏、知母各等份，酒洗炒为末，白汤和丸，每服一二百丸，空心白汤下，即以美膳压之，不令停留胃中，直至下元，以泻冲脉之邪也。盖此病随四时寒热温凉治之。

又曰：凡逆气上冲，或兼里急，或作燥热，皆冲脉逆也。若内伤病，此宜补中益气汤，加炒柏、炒连、知母，以泄冲脉。凡肾火旺及任督冲三脉盛者，则宜用酒炒黄柏、知母，亦不可久服，恐妨胃也。或腹中刺痛，或里急，宜多用甘草。或虚坐而大便不得者，皆属血虚。血虚则里急，宜用当归。逆气里急，隔咽不通，大便不行者，宜升阳泻热汤主之。方见《兰室秘藏》。麻木，厥气上冲，逆气上行，妄闻妄见者，宜神功丸主之。方见《兰室秘藏》。

孙真人《千金方》云：咳唾手足厥逆，气从小腹上冲胸咽，其面翕热如醉，因复下流阴股，小便难，时复冒者，寸脉沉，尺脉微，宜茯苓五味子汤，以治其气冲。其方用茯苓、五味子二钱，桂心、甘草一钱，水煎服。胸满者去桂。

程篁墩曰：太平侯病膻中痛，喘呕吞酸，脐上一点气上至咽喉如冰，每子后申时辄发。医以为大寒，不效。祝橘泉曰：此得之大醉及厚味过多。子后申时，相火自下腾上，故作痛也。以二陈加芩连栀子苍术，数饮而愈。

《素问·痿论》曰：治痿独取阳明者何也？曰：阳明者，五脏六腑之海也，主润宗筋，宗筋主束骨而利机关。冲脉者，经脉之海，主渗灌溪谷，与阳明合于宗筋，会于气街，而阳明为之长，皆属于带脉，而络于督脉。故阳明虚则宗筋纵，带脉不引，故足痿不用。治之当各补其营而通其腧，调其虚实，和其逆顺，筋脉骨肉，各以其时受月则病已。谓肝甲乙、心丙丁、脾戊己主气，法时月也。

李东垣曰：暑月病甚，则传肾肝，为痿厥。痿乃四肢痿软，厥乃四肢如火，或如冰。心烦，冲脉气逆上，甚则火逆，名曰厥逆。故痿厥二病，多相须也。

经曰：下气不足，则痿厥心悗。宜以清燥去湿热之药，或生脉散合四苓散加酒洗黄柏、知母，以泄其湿热。

李濒湖曰：湿热成痿，乃不足中有余也，宜渗泄之药。若精血枯涸成痿，乃不足中之不足也。全要峻补之药。

《灵枢经》曰：胸气有街，腹气有街，头气有街，胫气有街。故气在头者，上之于脑；气在胸者，止之膺与背腧；气在腹者，上之背腧与冲脉于脐之左右之动脉；气在胫者，上之于气街与承山踝上以下。取此者，用毫针先按在上，久应手，乃刺而与之。所治者，头痛眩仆，腹痛中满暴胀，及有新积作痛。

《素问·举痛论》曰：寒气客于冲脉，冲脉起于关元，随腹直上。寒气客则脉不通，脉不通则气因之，故喘动应手。

王叔和《脉经》曰：两手脉浮之俱有阳，沉之俱有阴，阴阳皆盛，此冲督之脉也。冲督之脉为十二经之道路也。冲督用事，则十二经不复朝于寸口，其人若恍惚狂痴。

又曰：脉来中央坚实径至关者，冲脉也。动苦少腹痛，上抢心，有瘕疝遗溺，胁支满烦，女子绝孕。

又曰：尺寸俱牢，直上直下，乃冲脉胸中有寒疝也。张仲景曰：伤寒动气在右，不可发汗，汗之则衄而渴。心苦烦，饮水即吐。先以五苓散，次以竹叶汤。不可下，下之则津液内竭，头眩咽燥，鼻干心悸。竹叶汤。动气在左，不可发汗，汗之则头眩汗不止，筋惕肉瞤，此为难治。或先用防风白术牡蛎汤，次用小建中汤。不可下，下之则腹里拘急不止，动气反剧，身虽有热，反欲拳。先服甘草干姜汤，次服小建中汤。动气在上，不可发汗，汗之则气上冲，正在心端。李根汤。不可下，下之则心中热烦，身热汗泄，欲水自灌。竹叶汤。动气在下，不可发汗，汗之则无汗，心中大烦，骨节疼，头痛目运，恶寒吐谷。先服大陈皮汤，次服小建中汤。不可下，下之则腹满，卒起头眩，食则下清谷，心下痞坚。甘草泻心汤。

李濒湖曰：此乃脐之左右上下，有气筑筑然牢而痛，正冲任足少阴太阴四经病也。成无己注文，以为左肝右肺，上心下脾，盖未审四脏乃兼邪耳。

岐伯曰：海有东西南北，人亦有四海以应之。胃者，水谷之海，其输上在气街，下至三里。冲脉为十二经之海，其输上在于大杼，下出于巨虚之上下廉。膻中者，为气之海，其输上在于柱骨之上下，前在人迎。脑为髓之海，其输上在于盖，下在风府。气海有余，气满胸中，急息面赤。气海不足，则气少不足以言。血海有余，则常想其身大，佛然不知其所病。血海不足，亦常想其身小，狭然不知其所病。水谷之海有余，则腹满，水谷之海不足，则饥不受食。髓海有余，则轻劲多力，自过其度。髓海不足，则脑转耳鸣，胫酸眩冒，目无所见，懈怠安卧。

任脉

任为阴脉之海，其脉起于中极之下，少腹之内，会阴之分，在两阴之间。上行而外出，循曲骨，横骨上毛际陷中。上毛际，至中极，脐下四寸，膀胱之募。同足厥阴太阴少阴，并行腹里，循关元、脐下三寸，小肠之募，三阴任脉之会。历石门、即丹田，一名命门，在脐下二寸，三焦募也。气海，脐下一寸半宛宛中，男子生气之海。会足少阳冲脉于阴交，脐下一寸，当膀胱上口，三焦之募。循神阙、脐中央。水分，脐上一寸，当小肠下口。会足太阴于下脘，脐上二寸，当胃下口。历建里，脐上三寸。会手太阳少阳、足阳明于中脘，脐上四寸，胃之募也。上上脘、脐上五寸。巨阙、鸠尾下一寸，心之募也。鸠尾、蔽骨下五分。中庭、膻中下一寸六分陷中。膻中、玉堂下一寸六分，直两乳中间。玉堂、紫宫下一寸六分。紫宫、华盖下一寸六分。华盖、璇玑下一寸。璇玑，天突下一寸。上喉咙，会阴维于天突、廉泉，天突在结喉下四寸宛宛中，廉泉在结喉上舌下中央。上颐，循承浆，与手足阳明督脉会唇下陷中，环唇上至下龈交，复出分行，循面系两目下之中央，至承泣而终。目下七分，直瞳子陷中二穴。凡二十七穴。

《难经》《甲乙经》并无循面以下之说。

任冲之别络，名曰尾翳。下鸠尾，散于腹，实则腹皮痛，虚则痒瘙。

《灵枢经》曰：缺盆之中，任脉也，名曰天突。其侧动脉人迎足阳明也。

任脉为病

《素问》曰：任脉为病，男子内结七疝，女子带下瘕聚。又曰：女子二七而天癸至，任脉通，太冲脉盛，月事以时下。七七任脉虚，太冲脉衰，天癸竭，地道不通，故形坏而无子。

又曰：上气有音者，治其缺盆中。谓天突穴也，阴维、任脉之会，刺一寸，灸三壮。

《脉经》曰：寸口脉来，紧细实长至关者，任脉也。动苦少腹绕脐，下引横骨，阴中切痛，取关元治之。

又曰：横寸口边，脉丸丸者，任脉也。苦腹中有气，如指上抢心，不得俯仰，拘急。

督脉

督乃阳脉之海，其脉起于肾下胞中，至于少腹，乃下行于腰横骨围之中央，系溺孔之端。男子循茎下至篡，女子络阴器，合篡间，俱绕篡后屏翳穴，前阴后阴之间也。别绕臀，至少阴与太阳。在络者，合少阴上股内廉，由会阳在阴尾尻骨两旁，凡二穴。贯脊，会于长强穴。在骶骨端，与少阴会，并脊里上行，历腰腧、二十一椎下。阳关、十六椎下。命门、十四椎下。悬枢、十三椎下。脊中、十一椎下。中枢、十椎下。筋缩、九椎下。至阳、七椎下。灵台、六椎下。冲道、五椎下。身柱、三椎下。陶道、大椎下。大椎，一椎下。与手足三阳会合，上痖门，项后入发际五分。会阳维，入系舌本，上至风府，项后入发际一寸，大筋内宛宛中。会足太阳阳维，同脑入中，循脑户、在枕骨上。强间、百会后三寸。后顶，百会后一寸半。上颠。历百会、顶中央旋毛中。前顶、百会前一寸半。囟会、百会前三寸即囟门。上星，囟会前一寸。至神庭，囟会前二寸直鼻上入发际五分。为足太阳督脉之会，循额中至鼻柱，经素髎、鼻准头也。水沟，即人中。会手足阳明，至兑端，在唇上端，入龈交上齿缝中，与任脉足阳明交会而终。凡三十一穴。

督脉别络，自长强走任脉者，由少腹直上，贯脐中央，上贯心，入喉上颐环唇，上系两目之下中央，会太阳于目内眦睛明穴，见阴跷下。上额与足厥阴同会于巅，入络于脑。又别自脑下项，循肩胛，与手足太阳少阳会于大杼，第一椎下两旁，去脊中一寸五分陷中。内挟脊抵腰中，入循膂络肾。

《难经》曰：督脉任脉四尺五寸，合共九尺。

《灵枢经》曰：颈中央之脉，督脉也，名曰风府。

张洁古曰：督者，都也，为阳脉之都纲。任者，妊也，为阴脉之妊养。

王海藏曰：阴跷阳跷，同起跟中，乃气并而相连。任脉督脉，同起中极之下，乃水沟而相接。

滑伯仁曰：任督二脉，一源而二歧。一行于身之前，一行于身之后。人身之有任督，犹天地之有子午，可以分，可以合。分之以见阴阳之不离，合之以见浑沦之无间。一而二，二而一者也。

李濒湖曰：任督二脉，人身之子午也，乃丹家阳火阴符升降之道，坎水离火交媾之乡。故魏伯阳《参同契》云：上闭则称有，下闭则称无。无者以奉上，上有神德居此两孔穴法，金气亦相须。崔希范《天元入药镜》云：上鹊桥，下鹊桥，天应星，地应潮，归根窍，复命关，贯尾闾，通泥丸。《大道三章直指》云：修丹之士，身中一窍，名曰玄牝。正在乾之下，坤之上，震之西，兑之东，坎离交媾之地，在人身天地之正中，八脉、九窍、十二经、十五络联辏。虚间一穴，空悬黍珠，医书谓之任督二脉。此元气之所由生，真息之所由起。修丹之士不明此窍，则真息不生，神化无基也。俞琰注《参同契》云：人身血气，往来循环，昼夜不停。医书有任督二脉，人能通此二脉，则百脉皆通。《黄庭经》言：皆在心内运天经，昼夜存之自长生。天经乃吾身之黄道，呼吸往来于此也。鹿运尾闾，能通督脉，龟纳鼻息，能通任脉，故二物皆长寿。此数说，皆丹家河车妙旨也，而药物火候，自有别传。

王海藏曰：张平叔言铅乃北方正气，一点初生之真阳，为丹母。其虫为龟，即坎之二阴也，地轴也。一阳为蛇，天根也，阳生于子脏之命门，元气之所系，出入于此。其用在脐下，为天地之根，玄牝之门，通厥阴。分三歧为三车，一念之非，降而为漏。一念之是，守而成铅。升而接离，补而成乾。阴归阳化，是以还元，至虚至静，道法自然，飞升而仙。

督脉为病

《素问·骨空论》云：督脉生疾，从少腹上冲心而痛不得前后，为冲疝。女子为不孕，癃痔遗溺，嗌干，治在骨上。谓腰横骨上毛际中，曲骨穴也。甚者在脐下营。脐下一寸，阴交穴也。

王启玄曰：此乃任冲二脉之病，不知何以属之督脉。

李濒湖曰：督脉虽行于背，而别络自长强走任脉者，则由少腹直上贯脐中，贯心，入喉上颐环唇，而入于目之内眦，故显此诸证，启玄盖未深考尔。

《素问》曰：督脉实则脊强反折，虚则头重高摇之挟骨之有过者，取之所别也。

秦越人《难经》曰：督脉为病，脊强而厥。

王海藏曰：此病宜用羌活、独活、防风、荆芥、细辛、藁本、黄连、大黄、附子、乌头、苍耳之类。

张仲景《金匮》云：脊强者，五痉之总名。其证卒口噤，背反张而瘛疭。诸药不已，可灸身柱、大椎、陶道穴。又曰：痉家脉筑筑而弦直上下行。

王叔和《脉经》曰：尺寸俱浮，直上直下，此为督脉。腰背强痛，不得俯仰，大人癫病，小儿风痫。

又曰：脉来中央浮直，上下动者，督脉也。动苦腰背膝寒，大人癫，小儿痫，宜灸顶上三壮。

《素问·风论》曰：风气循风府而上，则为脑风。风入系头，则为目风眼寒。

王启玄云：脑户乃督脉足太阳之会故也。

带脉

带脉者，起于季胁足厥阴之章门穴，同足少阳循带脉穴。章门，足厥阴少阳之会，在季胁骨端，肘尖尽处是穴，带脉穴属足少阳经，在季胁下一寸八分陷中。围身一周，如束带然。又与足少阳会于五枢、带脉下三寸。维道。章门下五寸三分。凡八穴。

《灵枢经》曰：足少阴之正，至腘中，别走太阳而合，上至肾，当十四椎出属带脉。

杨氏曰：带脉总束诸脉，使不妄行，如人束带而前垂，故名。妇人恶露，随带脉而下，故谓之带下。

带脉为病

秦越人曰：带之为病腹满，腰溶溶如坐水中。溶溶，缓慢貌。明堂曰：带脉二穴，主腰腹纵，溶溶如囊水之状。妇人少腹痛，里急后重，瘕疝，月事不调，赤白带下，可针六分，灸七壮。

张洁古曰：带脉之病，太阴主之，宜灸章门二穴三壮。

《素问》曰：邪客于太阴之络，令人腰痛引小腹控眇，不可以仰息。眇谓季胁下之空软处。

张仲景曰：大病瘥后，腰以下有水气，牡蛎泽泻散主之。若不已，灸章门穴。

王叔和曰：带脉为病，左右绕脐腰脊痛，冲阴股也。

王海藏曰：小儿癫疝，可灸章门三壮而愈。以其与带脉行于厥阴之分，而太阴主之。

又曰：女子经病血崩，久而成枯者，宜涩之益之。血闭久而成竭者，宜益之破之。破血有三治：始则四物，入红花，调黄芪、肉桂；次则四物，入红花，调鲮鲤甲、桃仁、桂、童子小便，和酒煎服；末则四物，入红花，调易老没药散。

张子和曰：十二经与奇经七脉，皆上下周流。惟带脉起少腹之侧，季胁之下，环身一周，络腰而过，如束带之状。而冲任二脉，循腹胁夹脐旁，传流于气冲，属于带脉，络于督脉。冲任督三脉，同起而异行，一源而三歧，皆络带脉。因诸经上下往来，遗热于带脉之间，客热郁抑，白物满溢，随溲而下，绵绵不绝，是为白带。《内经》云：思想无穷，所愿不得，意淫于外，入房太甚，发为筋痿，及为白淫。白淫者，白物淫衍如精之状，男子因溲而下，女子绵绵而下也。皆从湿热治之，与治痢同法。赤白痢，乃邪热传于大肠；赤白带，乃邪热传于小肠。后世皆以赤为热，白为寒，流误千载，是医误之矣。又曰：《资生经》载一妇人患赤白带下，有人为灸气海未效，次日为灸带脉穴，有鬼附耳云：昨日灸亦好，只灸我不著，今灸着我，我去矣，可为酒食祭我。其家如其言祭之，遂愈。予初怪其事，因思晋景公膏肓二鬼之事，乃虚劳已甚，鬼得乘虚居之，此妇抑或劳心虚损，故鬼居之。灸既著穴，不得不去。

自是凡有病此者，每为之按此穴，莫不应手酸痛，令归灸之，无有不愈。其穴，在两胁季肋之下一寸八分。若更灸百会穴尤佳。《内经》云：上有病，下取之；下有病，上取之。又曰：上者下之，下者上之。是矣。

刘宗厚曰：带下多本于阴虚阳竭，营气不升，经脉凝涩，卫气下陷，精气积滞于下焦奇经之分，酝酿而成。

以带脉为病得名，亦以病形而名。白者属气，赤者属血。多因醉饱房劳，服食燥热所至。亦有湿痰流注下焦者，肾肝阴淫湿胜者，或惊恐而木乘土位，浊液下流，或思慕无穷，发为筋痿，所谓二阳之病发心脾也。或余经湿热，屈滞于少腹之下，或下元虚冷，子宫湿淫。治之之法，或下或吐，或发中兼补，补中兼利，燥中兼升发，润中兼温养或温补，或收涩，诸例不同，亦病机之活法也。

巢元方《病源》曰：肾著病，腰痛冷如冰，身重，腰如带五千钱，不渴，小便利，因劳汗出，衣里冷湿而得。久则变为水也。《千金》用肾著汤，《三因》用渗湿汤，东垣用独活汤主之。

气口九道脉

《手检图》曰：肺为五脏华盖，上以应天，解理万物，主行精气，法五行，应四时，知五味，气口之中，阴阳交会，中有五部，前后左右，各有所主。上下中央，分为九道，诊之则知病邪所在也。

李濒湖曰：气口一脉，分为九道，总统十二经，并奇经八脉，各出诊法，乃岐伯秘授黄帝之诀也。扁鹊推之，独取寸口以决死生。盖气口为百脉流注朝会之始故也。三部虽传，而九道沦隐，故奇经之脉，世无人知，今撰为图，并附其说于后，以泄千古之秘藏云。

岐伯曰：前部如外者，足太阳膀胱也。动苦目眩头项腰背强痛，男子阴下湿痒；女子少腹痛引命门，阴中痛，子脏闭，月水不利。浮为风，涩为寒，滑为劳热，紧为宿食。中部如外者，足阳明胃也。动苦头痛面赤。滑为饮，浮为大便不利，涩为嗜卧肠鸣，不能食，足胫痹。后部如外者，足少阳胆也。动苦腰背胁股肢节痛。浮为气，涩为风，急为转筋为劳。

前部如内者，足厥阴肝也。动苦少腹痛引腰，大便不利，男子茎中痛，小便难，疝气两丸上入；女子月水不利，阴中寒，子户闭，少腹急。

中部如内者，足太阴脾也。动苦腹满胃中痛，上管有寒食不下，腰上状如居水中。沉涩，为身重足胫寒痛，烦满不能卧，时咳唾有血，泄利食不化。

后部如内者，足少阴肾也。动苦少腹痛，与心相引，背痛，小便淋，女人月水来，上抢心胸，胁满，股里拘急。

前部中央直者，手少阴心、手太阳小肠也。动苦心下坚痛，腹胁急。实急者为感忤，虚者为下利肠鸣，女子阴中痒痛，滑为有娠。

中部中央直中者，手厥阴心主也。动苦心痛，面赤多喜怒，食苦咽。微浮苦悲伤恍惚，涩为心下寒，沉为恐怖，如人将捕之状，时寒热，有血气。

后部中央直者，手太阴肺、手阳明大肠也。动苦咳逆，气不得息。浮为风，沉为热，紧为胸中积热，涩为时咳血。

前部横于寸口丸丸者，任脉也。动苦少腹痛，逆气抢心胸，拘急不得俯仰。《脉经》云：寸口脉紧细实长下至关者，任脉也。动苦少腹绕脐痛，男子七疝，女子瘕聚。

诊左手九道图

诊右手内外反此

中部中央直者手心主

前如外者足太阳 左右弹者
前如内者足阳明
中如外者足太阳
中如内者足太阴 带左脉者
后如外者足少阳
后如内者足少阴 阴跷脉在左者

前如外者足太阳 左右弹者
前如内者足阳明
中如外者足阳明
中如内者足太阴 带左脉者
后如外者足少阳
后如内者足少阴 阴跷脉在左者

三部俱浮直上直下者督脉

后部中央直者手 太阴 阳明

三部俱牢直上直下者冲脉

三部俱浮。直上直下者，督脉也。动苦腰脊强痛，不得俯仰，大人癫，小儿痫。

三部俱牢，直上直下者，冲脉也。苦胸中有寒疝。《脉经》曰：脉来中央坚实，径至关者，冲脉也。动苦少腹痛，上抢心，有瘕疝遗溺，女子绝孕。

前部左右弹者，阳跷也。动苦腰背痛，癫痫，僵仆羊鸣，偏枯痛痹，身体强。

中部左右弹者，带脉也。动苦少腹痛引命门，女子月事不来，绝继复下，令人无子，男子少腹拘急，或失精也。

后部左右弹者，阴跷也。动苦癫痫寒热，皮肤强痹，少腹痛，里急，腰胯相连痛，男子阴疝，女子漏下不止。

从少阴斜至太阳者，阳维也。动苦颠仆羊鸣，手足相引，甚者失音不能言，肌肉痹痒。

从少阳斜至厥阴者，阴维也。动苦癫痫，僵仆羊鸣，失音，肌肉痹痒，汗出恶风。